Table des matières

Présentation du concept de "comme à la maison" et son importance dans les EMS

La sensation d'être "comme à la maison" est un sentiment fondamental que tout le monde comprend. C'est cette sensation de confort, de familiarité, de sécurité et d'appartenance que l'on ressent lorsqu'on est dans un espace qui nous est propre, qui est conçu selon nos goûts et qui reflète notre personnalité.

En milieu médico-social, le concept de "comme à la maison" est crucial, car il va au-delà de la simple idée d'un lieu agréable à vivre. C'est une philosophie qui considère chaque résident comme un individu unique avec des préférences, des habitudes et des histoires de vie spécifiques. Il ne s'agit pas seulement de rendre l'environnement physique plus confortable, mais aussi de favoriser un sentiment d'identité et d'appartenance.

Dans un EMS, le sentiment d'être "comme à la maison" a des implications profondes sur le bien-être général des résidents. Un environnement qui reflète les préférences et les besoins individuels peut aider à promouvoir l'autonomie, la dignité et l'estime de soi. Il peut également aider à réduire le stress et l'anxiété souvent associés au fait de vivre dans un nouvel environnement, loin de ce qui était autrefois leur maison.

Un environnement "comme à la maison" peut également favoriser l'engagement social. Lorsque les résidents se sentent chez eux, ils sont plus susceptibles de s'engager dans des activités sociales et communautaires, ce qui peut avoir un impact positif sur leur santé mentale et émotionnelle.

En outre, un environnement qui ressemble à une maison peut également avoir des effets bénéfiques pour le personnel soignant. Un environnement agréable et accueillant peut contribuer à améliorer le moral du personnel, à réduire le taux de roulement et à promouvoir un meilleur engagement envers les résidents.

En somme, le concept de "comme à la maison" n'est pas seulement une question d'esthétique ou de confort. Il s'agit d'une philosophie centrée sur le résident, qui vise à améliorer la qualité de vie et à promouvoir le respect et la dignité de chaque personne. C'est une approche qui reconnaît que chaque résident est unique et mérite de vivre dans un environnement qui reflète cette unicité.

Les avantages d'un environnement "comme à la maison" pour les résidents, les soignants et les familles

Un environnement EMS qui ressemble à une maison a de nombreux avantages qui profitent à divers groupes impliqués : les résidents, les soignants et les familles. Voici une présentation de ces avantages pour chaque groupe :

Pour les résidents :

1. **Bien-être émotionnel et mental :** Vivre dans un environnement qui ressemble à une maison peut aider les résidents à se sentir plus à l'aise, plus détendus et moins anxieux. Il contribue à un sentiment d'appartenance et peut réduire les sentiments de solitude ou d'isolement.
2. **Autonomie :** Un environnement familier peut favoriser un sentiment d'autonomie chez les résidents. Ils sont plus enclins à participer activement à leur propre vie et à prendre des décisions lorsque leur environnement est accueillant et personnalisé.
3. **Stimulation cognitive :** Un environnement domestique peut fournir une stimulation cognitive en rappelant aux résidents des souvenirs de leur propre maison. Cela peut être particulièrement bénéfique pour les personnes atteintes de démence ou d'autres troubles cognitifs.

Pour les soignants :

1. **Satisfaction au travail :** Les soignants travaillant dans un environnement qui ressemble à une maison peuvent trouver leur travail plus gratifiant. Cela peut

contribuer à une meilleure satisfaction au travail et à une diminution du turnover du personnel.
2. **Relations avec les résidents :** Un environnement "comme à la maison" peut favoriser des relations plus profondes et plus positives entre les soignants et les résidents, ce qui peut améliorer la qualité des soins prodigués.

Pour les familles :

1. **Tranquillité d'esprit :** Savoir que leur proche vit dans un environnement qui ressemble à une maison peut procurer une grande tranquillité d'esprit aux familles. Ils peuvent être rassurés de savoir que leur proche est à l'aise et bien soigné.
2. **Engagement :** Un environnement "comme à la maison" peut encourager les familles à s'engager davantage dans la vie de l'EMS et dans les soins de leur proche. Ils peuvent se sentir plus à l'aise pour participer à des activités ou pour passer du temps avec leur proche dans un environnement accueillant et familier.

En somme, créer un environnement "comme à la maison" dans un EMS n'est pas seulement bénéfique pour les résidents, mais aussi pour les soignants et les familles. C'est une approche qui favorise le bien-être, l'engagement et la satisfaction de tous les acteurs impliqués.

Chapitre 1 : Comprendre l'importance de l'environnement

L'environnement dans lequel nous vivons a un impact significatif sur notre bien-être physique et mental. Dans le contexte d'un Établissement Médico-Social (EMS), l'importance de l'environnement prend une dimension supplémentaire, car il peut grandement affecter la qualité de vie des résidents, qui y passent la majorité de leur temps.

Impact de l'environnement sur le bien-être physique et mental des résidents

Un environnement bien conçu peut améliorer la santé physique des résidents. Il peut favoriser l'activité physique en offrant des espaces de marche sécurisés, des zones d'exercices et des jardins. De plus, un bon éclairage peut aider à prévenir les chutes, un problème de santé majeur chez les personnes âgées.

L'environnement a également un effet sur la santé mentale des résidents. Des espaces accueillants et confortables peuvent réduire le stress et l'anxiété, favoriser la socialisation et améliorer l'humeur. Un environnement qui ressemble à une maison peut également aider à stimuler la mémoire et à maintenir l'orientation, ce qui est particulièrement bénéfique pour les personnes atteintes de troubles cognitifs, comme la démence.

De nombreuses études ont montré que la création d'un environnement "comme à la maison" dans un EMS peut avoir un impact positif sur la qualité de vie des résidents.

- **Étude 1 :** Une étude réalisée en Suède a montré que la conversion d'institutions de soins de longue durée en petits appartements "comme à la maison" a entraîné une amélioration de la qualité de vie des résidents et une diminution des comportements problématiques chez les personnes atteintes de démence.
- **Étude 2 :** Une autre étude, menée aux Pays-Bas, a comparé les résidents de maisons de soins traditionnelles à ceux vivant dans des environnements "comme à la maison". Les résultats ont montré que les résidents vivant dans un environnement "comme à la maison" étaient plus actifs, plus satisfaits de leur vie et présentaient moins de symptômes dépressifs.

Ces études de cas, et bien d'autres, soulignent l'importance d'un environnement "comme à la maison" pour améliorer la qualité de vie des résidents d'un EMS. Il est évident qu'un environnement bien conçu, qui prend en compte les besoins et les préférences des résidents, peut avoir un impact positif sur leur bien-être global.

Chapitre 2 : Concevoir un espace "comme à la maison"

Concevoir un environnement qui ressemble à une maison dans un EMS implique une attention minutieuse à plusieurs éléments clés qui contribuent au sentiment de confort et d'appartenance. Cela va bien au-delà de la simple décoration et touche à la personnalisation de l'espace, à l'ergonomie, à l'esthétique et bien plus encore. Voyons comment chaque élément peut être adressé :

1. Confort : Le confort est au cœur de la sensation d'être chez soi. Cela signifie disposer de meubles confortables et de la possibilité de régler la température à sa guise. Pour un EMS, cela pourrait signifier avoir une variété de sièges différents, des coussins de soutien disponibles et un contrôle individuel de la température dans la mesure du possible.

2. Personnalisation : Un espace personnel est un espace qui reflète les goûts et les préférences de l'individu. Dans un EMS, cela pourrait se traduire par l'opportunité pour chaque résident de décorer leur chambre avec leurs propres objets et photos. L'espace commun peut également être personnalisé avec des œuvres d'art et des décorations choisies par les résidents.

3. Ergonomie : Un espace bien conçu est un espace qui est facile à utiliser. Cela signifie avoir des meubles à la bonne hauteur, des poignées faciles à saisir, et des chemins clairs pour se déplacer. Pour un EMS, cela pourrait signifier choisir des meubles qui sont faciles à se lever et à s'asseoir, installer des poignées d'appui là où elles sont nécessaires, et maintenir les espaces de déplacement libres d'encombrement.

4. Esthétique : Un espace agréable à regarder est également essentiel pour se sentir chez soi. Cela peut impliquer des couleurs apaisantes, de l'éclairage naturel et des touches de nature comme des plantes. Pour un EMS, cela pourrait signifier choisir des couleurs de peinture en fonction des préférences des résidents, maximiser l'éclairage naturel autant que possible et incorporer des plantes et des éléments de la nature dans la décoration.

Pour chaque élément, il y a un certain nombre de considérations de conception spécifiques. Par exemple, pour le mobilier, il pourrait être important de choisir des articles qui sont non seulement confortables, mais aussi faciles à utiliser pour les personnes ayant des limites de mobilité. Pour la décoration, il pourrait être bénéfique d'impliquer les résidents dans le choix des objets, pour s'assurer qu'ils reflètent leurs goûts personnels. L'éclairage devrait être à la fois fonctionnel et agréable, avec des options pour l'éclairage de tâche ainsi que pour l'éclairage d'ambiance.

En somme, la conception d'un espace "comme à la maison" dans un EMS nécessite une attention à une variété d'éléments, tous visant à créer un environnement qui est confortable, personnalisé, ergonomique et esthétiquement plaisant.

1. **Mobilier :** Lors de la sélection du mobilier, il est essentiel de privilégier le confort et l'ergonomie. Optez pour des sièges rembourrés avec un bon soutien lombaire, qui sont faciles à entrer et à sortir. Les tables devraient être à une hauteur appropriée pour les fauteuils roulants, et les lits devraient être réglables pour le confort et la sécurité. L'utilisation de meubles ressemblant à ceux d'une maison plutôt qu'à du mobilier institutionnel peut grandement contribuer à l'atmosphère "comme à la maison".

2. **Décoration :** Faites participer les résidents dans le choix de la décoration. Cela peut inclure le choix des couleurs de peinture, des œuvres d'art, des tapis, des rideaux et autres accessoires. Encouragez également les résidents à apporter des éléments personnels pour décorer leur espace privé. Les photos de famille, les œuvres d'art préférées, les couvertures faites à la main, et les objets de collection peuvent tous aider à faire d'une chambre un espace personnel.

3. **Éclairage :** Privilégiez un éclairage doux et naturel autant que possible. L'éclairage direct peut être dur et créer des reflets, alors essayez d'utiliser des lampes de table et des luminaires suspendus pour créer une lumière plus douce. Installez également des commandes d'éclairage facilement accessibles pour que les résidents puissent régler l'éclairage selon leurs besoins et leurs préférences.

4. **Aménagement de l'espace :** Pensez à la façon dont l'espace est utilisé et à la facilité avec laquelle les résidents peuvent se déplacer. Créez des zones clairement définies pour différentes activités, comme manger, se détendre, socialiser, et des activités de loisir. Assurez-vous que les allées sont larges et

dégagées pour faciliter la circulation, en particulier pour les résidents qui utilisent des aides à la mobilité.

5. **Touches personnelles** : Ajoutez des touches personnelles qui aident à rendre l'espace plus accueillant. Cela peut inclure des touches de nature, comme des plantes d'intérieur ou des vues sur un jardin, des éléments familiaux, comme une bibliothèque de livres ou un coin salon cosy, et des éléments qui rappellent le domicile, comme une cuisine où les résidents peuvent préparer des repas ou des en-cas.

Chaque élément de conception contribue à créer un espace "comme à la maison". En gardant toujours à l'esprit les préférences et les besoins des résidents, il est possible de créer un environnement EMS qui est non seulement fonctionnel et sécuritaire, mais aussi confortable et accueillant.

Chapitre 3 : Réduire le bruit et l'écho

Dans tout environnement résidentiel, le contrôle du bruit est un aspect crucial pour assurer le confort et le bien-être des occupants. Dans un EMS, c'est d'autant plus important, car le bruit excessif peut perturber le repos, exacerber le stress et l'anxiété, et même aggraver certains symptômes de conditions médicales, comme la démence. De plus, l'écho peut rendre la communication difficile, ce qui peut être frustrant et isolant pour les résidents.

Pourquoi le contrôle du bruit est crucial

Le contrôle du bruit est crucial pour plusieurs raisons. Premièrement, un environnement calme et paisible contribue au bien-être général et au sentiment de confort des résidents. Deuxièmement, le bruit peut perturber le sommeil, ce qui peut avoir un impact sur la santé et le bien-être. Enfin, le bruit peut être particulièrement dérangeant pour les personnes atteintes de troubles cognitifs, qui peuvent avoir du mal à filtrer les bruits de fond et à se concentrer sur une seule source de son.

Solutions pour réduire le bruit et l'écho

1. **Matériaux absorbants le son** : Utilisez des matériaux qui absorbent le son dans la construction et la décoration de l'EMS. Cela peut inclure des plafonds acoustiques, des panneaux muraux absorbants le son, des revêtements de sol doux comme la moquette, et des rideaux et des meubles rembourrés.

2. **Dispositifs de masquage du bruit :** Des dispositifs comme les générateurs de bruit blanc peuvent aider à masquer les bruits de fond et à créer un environnement plus calme.
3. **Aménagement de l'espace :** Concevez l'espace de manière à minimiser la propagation du bruit. Par exemple, placez les zones de repos loin des zones bruyantes comme la cuisine ou les zones de loisirs. Utilisez des cloisons pour diviser les grands espaces et réduire l'écho.
4. **Réglementation du bruit :** Mettez en place des politiques pour contrôler le bruit, comme des heures de silence pendant les périodes de repos, et encouragez le personnel et les résidents à parler à voix basse et à éviter les bruits forts.
5. **Formation du personnel :** Formez le personnel sur l'importance du contrôle du bruit et donnez-leur des stratégies pour minimiser le bruit lors de leurs activités quotidiennes.

En mettant en œuvre ces stratégies, il est possible de créer un environnement EMS qui est non seulement confortable et accueillant, mais aussi calme et paisible, contribuant ainsi à améliorer la qualité de vie des résidents.

Chapitre 4 : Personnalisation de l'espace

La personnalisation d'un espace est un facteur essentiel pour renforcer le sentiment d'appartenance et d'identité. Dans un EMS, la possibilité pour un résident de personnaliser son environnement immédiat peut faire une différence significative dans son confort et son bien-être.

Importance de la personnalisation pour le sentiment d'appartenance

La personnalisation de l'espace donne aux résidents le pouvoir d'exprimer leur individualité et leurs préférences. Cela leur permet de se sentir chez eux, plutôt que de se sentir comme un simple occupant d'un espace impersonnel. Un espace personnalisé offre également des rappels de la vie du résident avant l'EMS, ce qui peut aider à maintenir un sentiment de continuité et de familiarité.

Idées pour personnaliser l'espace pour chaque résident

1. **Éléments personnels :** Encouragez les résidents à apporter des objets personnels de chez eux. Cela peut inclure des photos de famille, des œuvres d'art préférées, des objets de collection, et d'autres éléments qui ont une signification particulière pour le résident.
2. **Choix de décoration :** Impliquez les résidents dans les choix de décoration de leur espace. Cela pourrait impliquer le choix des couleurs de peinture, des œuvres d'art, des tapis, des rideaux et d'autres accessoires de décoration.

3. **Aménagement de l'espace** : Permettez aux résidents d'avoir un mot à dire sur l'aménagement de leur espace. Par exemple, ils peuvent choisir où placer leur lit, leur fauteuil, et leurs objets personnels.
4. **Choix de mobilier** : Si possible, donnez aux résidents la possibilité de choisir certains meubles pour leur espace. Cela peut aider à créer une atmosphère plus personnalisée et confortable.
5. **Interaction avec la nature** : Si le résident a une affinité pour la nature, envisagez d'ajouter des plantes ou des fleurs dans leur espace, ou de fournir une vue sur un jardin ou un paysage naturel.

La personnalisation de l'espace ne doit pas être un processus coûteux ou complexe. Même de petits changements peuvent faire une grande différence dans la façon dont un résident perçoit et interagit avec son environnement. En encourageant et en facilitant la personnalisation, les EMS peuvent aider à améliorer le sentiment de confort et d'appartenance de leurs résidents.

Chapitre 5 : Aménager l'espace de manière ergonomique

L'ergonomie, l'étude de l'efficacité et du confort dans l'environnement de travail, est un aspect crucial de la conception d'un EMS. Une conception ergonomique peut contribuer à améliorer le confort, à réduire le risque de blessures et à favoriser l'indépendance des résidents.

Importance de l'ergonomie pour le confort et la santé des résidents

Une bonne conception ergonomique prend en compte la manière dont les résidents interagissent avec leur environnement et cherche à rendre ces interactions aussi faciles et confortables que possible. Cela peut aider à prévenir les tensions musculaires et les blessures dues à des mouvements répétitifs ou inconfortables, et peut également rendre l'environnement plus accessible et utilisable pour les résidents ayant des limitations de mobilité ou des troubles cognitifs.

Idées pour améliorer l'ergonomie

1. **Mobilier adapté :** Choisissez du mobilier qui est facile à utiliser et confortable pour les résidents. Cela peut impliquer des fauteuils avec des accoudoirs pour faciliter l'assise et le lever, des lits réglables pour le confort et la sécurité, et des tables à une hauteur appropriée pour les fauteuils roulants.
2. **Conception de l'éclairage :** L'éclairage doit être suffisamment lumineux pour permettre aux résidents de voir clairement, mais sans créer d'éblouissement.

Des commandes d'éclairage facilement accessibles permettent aux résidents de régler l'éclairage en fonction de leurs besoins et préférences.

3. **Aménagement de l'espace** : L'espace doit être aménagé de manière à faciliter la circulation, en particulier pour les résidents qui utilisent des aides à la mobilité. Les allées devraient être larges et dégagées, et les objets couramment utilisés devraient être facilement accessibles.

4. **Aides technologiques** : Des aides technologiques, comme des boutons d'appel d'urgence et des systèmes d'ouverture de porte automatisés, peuvent aider à rendre l'environnement plus utilisable pour les résidents.

5. **Formation du personnel** : Le personnel doit être formé sur les principes de l'ergonomie et sur la façon d'assister les résidents de manière sûre et efficace. Cela peut aider à prévenir les blessures tant pour les résidents que pour le personnel.

En intégrant des principes ergonomiques dans la conception et l'aménagement des EMS, il est possible de créer un environnement qui soutient le confort, la santé et l'indépendance des résidents.

L'atmosphère ou l'ambiance d'un EMS joue un rôle significatif dans le bien-être et le confort des résidents. Un environnement accueillant, chaleureux et réconfortant peut aider à réduire le stress, favoriser l'interaction sociale et améliorer la qualité de vie.

Importance de l'ambiance pour le bien-être des résidents

Un EMS ne doit pas seulement être un endroit fonctionnel ; il doit également être un espace où les résidents se sentent détendus, en sécurité et chez eux. L'ambiance contribue à ce sentiment. Des facteurs comme l'éclairage, la couleur, la décoration et la présence d'éléments naturels peuvent tous influencer la perception d'un résident de l'espace et son bien-être émotionnel.

Idées pour créer une ambiance agréable

1. **Plantes** : Les plantes peuvent non seulement améliorer la qualité de l'air, mais elles ajoutent également une touche de nature qui peut être apaisante et agréable à regarder. Les plantes peuvent être placées dans les espaces communs, ainsi que dans les chambres individuelles, selon les préférences du résident.
2. **Éclairage** : Un éclairage doux et chaleureux peut aider à créer une ambiance accueillante. L'utilisation d'éclairage indirect ou de lampes de table peut contribuer à un sentiment de confort.
3. **Couleurs** : Les couleurs peuvent avoir un impact significatif sur l'humeur. Les teintes chaudes et neutres peuvent donner une sensation de confort et

de calme, tandis que des touches de couleurs vives peuvent apporter de l'énergie et de la vitalité.

4. **Art et décoration :** L'art et la décoration peuvent ajouter de la personnalité à un espace et susciter l'intérêt et l'engagement des résidents. Cela pourrait impliquer des œuvres d'art locales, des photos, des bibelots et autres décorations qui reflètent les goûts et les intérêts des résidents.

5. **Éléments naturels :** En plus des plantes, d'autres éléments naturels comme l'eau (par exemple, un petit bassin ou une fontaine), les matériaux naturels (bois, pierre, fibres naturelles) peuvent également aider à créer une ambiance apaisante et terre-à-terre.

6. **Musique :** La musique peut grandement contribuer à l'ambiance. Une musique douce et apaisante peut aider à créer une atmosphère de détente.

En intégrant ces éléments dans la conception et l'aménagement des EMS, on peut créer une ambiance qui favorise le bien-être et le confort des résidents, tout en créant un environnement qui se sent vraiment comme "à la maison".

Chapitre 7 : Impliquer les résidents et les soignants

La création d'un environnement "comme à la maison" ne se limite pas à la conception et à l'aménagement de l'espace. Elle nécessite également la participation active des résidents et des soignants, qui sont les principaux utilisateurs de l'espace et les personnes les plus à même de savoir ce qui contribuera à améliorer leur confort et leur bien-être.

Pourquoi l'implication des résidents et des soignants est essentielle

Les résidents et les soignants sont les personnes qui vivent et travaillent au quotidien dans l'EMS. Ils ont une connaissance intime de ce qui fonctionne bien, de ce qui pourrait être amélioré, et de ce qui contribuerait à rendre l'environnement plus accueillant et confortable. En les impliquant dans le processus de conception et d'aménagement, vous pouvez vous assurer que les améliorations apportées sont réellement utiles et significatives pour ceux qui les utilisent.

Méthodes pour impliquer tout le monde dans le processus de création d'un environnement "comme à la maison"

1. **Réunions de consultation :** Organisez des réunions où résidents et soignants peuvent exprimer leurs idées et leurs préoccupations. Cela peut être un forum

ouvert où chacun peut s'exprimer, ou un format plus structuré avec des questions spécifiques à discuter.

2. **Sondages et questionnaires :** Utilisez des sondages et des questionnaires pour recueillir des idées et des opinions. Cela peut être particulièrement utile si certains résidents ou soignants sont moins à l'aise pour s'exprimer en groupe.

3. **Groupes de travail :** Créez des groupes de travail spécifiques chargés de réfléchir à certains aspects de l'aménagement ou de la décoration. Par exemple, vous pourriez avoir un groupe de travail sur la décoration, un autre sur l'éclairage, et ainsi de suite.

4. **Projets participatifs :** Encouragez les résidents et les soignants à participer activement à la réalisation de certains aspects du projet. Cela pourrait impliquer la création d'œuvres d'art pour l'espace, la participation à des ateliers de bricolage pour fabriquer des éléments de décoration, ou l'aide à l'aménagement des plantes et des fleurs.

5. **Feedback continu :** Une fois les changements mis en œuvre, continuez à solliciter les commentaires des résidents et des soignants. Cela vous permettra de faire des ajustements si nécessaire et de continuer à améliorer l'environnement.

En impliquant activement les résidents et les soignants dans le processus de création d'un environnement "comme à la maison", vous pouvez vous assurer que le résultat répond à leurs besoins et favorise un sentiment d'appartenance et de communauté.

Chapitre 8 : Respecter les règles d'hygiène et de sécurité

Même si le but est de créer un environnement qui ressemble le plus possible à une maison, il est essentiel de ne pas perdre de vue que les Établissements Médico-Sociaux (EMS) doivent également respecter des normes strictes en matière d'hygiène et de sécurité. Cependant, ces exigences ne doivent pas être un obstacle à la création d'un environnement chaleureux et accueillant.

Importance de l'hygiène et de la sécurité dans les EMS

Les EMS abritent souvent des individus qui sont plus vulnérables aux infections et aux accidents. Par conséquent, des normes élevées d'hygiène et de sécurité sont essentielles pour assurer leur bien-être. Cela comprend la prévention des infections, l'assurance d'un environnement sans obstacles, le respect des réglementations sur le feu et l'assurance d'une qualité d'air saine.

Solutions pour respecter les règles d'hygiène et de sécurité tout en créant un environnement "comme à la maison"

1. **Choix de matériaux faciles à nettoyer :** Lors de la conception de l'espace, privilégiez les matériaux qui sont non seulement esthétiquement plaisants, mais aussi faciles à nettoyer et à désinfecter.
2. **Sécurité incendie :** Assurez-vous que tous les éléments de décoration et d'ameublement respectent

les normes de sécurité incendie. Par exemple, utilisez des rideaux ignifuges et assurez-vous que tous les appareils électriques sont sûrs et correctement installés.

3. **Prévention des chutes** : L'agencement de l'espace doit tenir compte de la prévention des chutes. Cela pourrait inclure l'élimination des tapis qui pourraient présenter un risque de trébuchement, l'installation de rampes ou de barres d'appui là où elles sont nécessaires, et l'assurance d'un éclairage adéquat.

4. **Qualité de l'air** : Intégrer des plantes d'intérieur peut non seulement créer une ambiance agréable, mais aussi améliorer la qualité de l'air. Assurez-vous également que l'espace est bien ventilé.

5. **Sélection de meubles** : Optez pour des meubles qui sont non seulement confortables et esthétiquement plaisants, mais aussi sûrs et adaptés aux besoins des résidents. Par exemple, les chaises et les lits doivent être à la bonne hauteur pour éviter les efforts inutiles et les risques de chute.

En somme, le respect des règles d'hygiène et de sécurité n'est pas incompatible avec la création d'un environnement "comme à la maison". Avec une planification et une conception réfléchies, il est tout à fait possible de créer un espace qui est à la fois sûr, hygiénique et accueillant.

Conclusion

Ce livre a traversé une série de chapitres visant à démystifier le concept de la création d'un environnement "comme à la maison" dans les Établissements Médico-Sociaux (EMS). Nous avons exploré l'importance de cet environnement pour le bien-être des résidents et la manière dont il peut être conçu et mis en œuvre de manière efficace.

Nous avons appris que l'environnement a un impact significatif sur le bien-être physique et mental des résidents, et comment le rendre plus homelike peut améliorer leur qualité de vie. De l'importance de l'ergonomie, de l'ambiance, et de la personnalisation de l'espace, à l'implication des résidents et des soignants dans le processus, et en passant par la nécessité de respecter les règles d'hygiène et de sécurité, nous avons discuté de divers aspects de la conception et de la mise en œuvre d'un environnement "comme à la maison".

Mais tout cela n'est que le début. Le véritable travail commence maintenant, avec l'application de ces idées et concepts dans votre propre EMS. Chaque établissement est unique, et ce qui fonctionne pour l'un peut ne pas fonctionner pour l'autre. C'est pourquoi il est essentiel de toujours garder à l'esprit les besoins et les préférences spécifiques de vos résidents et de vos soignants.

Il est aussi important de noter que la création d'un environnement "comme à la maison" n'est pas un projet ponctuel, mais un processus continu d'évaluation et d'amélioration. Les besoins et les préférences des résidents peuvent évoluer avec le temps, et l'espace doit être adaptable pour répondre à ces changements.

En conclusion, je vous encourage à vous engager activement dans ce processus. Prenez les idées présentées dans ce livre et adaptez-les à votre propre contexte. Impliquez vos résidents et vos soignants, soyez créatif et n'ayez pas peur d'expérimenter. Vous découvrirez peut-être que le processus lui-même est aussi gratifiant que le résultat final.

Je vous souhaite le meilleur dans votre voyage pour créer un environnement "comme à la maison" dans votre EMS. Ensemble, nous pouvons faire une différence significative dans la vie de ceux qui vivent et travaillent dans ces précieux établissements.

Pour vous aider davantage dans votre démarche de création d'un environnement "comme à la maison" dans votre EMS, nous avons compilé des ressources supplémentaires, des check-lists, et des exemples de plans d'aménagement.

Annexe 1 : Checklist pour la création d'un environnement "comme à la maison"

Cette checklist vise à vous aider à penser à tous les aspects importants lors de la conception d'un environnement "comme à la maison" dans un EMS.

Compréhension de l'environnement

- ☐ Avez-vous évalué l'environnement actuel ?
- ☐ Avez-vous identifié les domaines qui ont besoin d'amélioration ?
- ☐ Avez-vous discuté avec les résidents pour comprendre leurs besoins et leurs préférences ?

Conception de l'espace

- ☐ Avez-vous considéré le confort, la personnalisation, l'ergonomie et l'esthétique dans votre conception ?
- ☐ Avez-vous prévu des espaces communs accueillants et conviviaux ?
- ☐ Avez-vous prévu des espaces privés pour chaque résident ?

Contrôle du bruit

- ☐ Avez-vous envisagé d'installer des matériaux absorbant le son pour réduire le bruit et l'écho ?
- ☐ Avez-vous prévu de positionner stratégiquement les meubles et les décorations pour minimiser le bruit ?

Personnalisation

- ☐ Avez-vous prévu de laisser de la place pour les effets personnels des résidents ?
- ☐ Avez-vous envisagé de permettre aux résidents de choisir les couleurs, les matériaux et les motifs dans leur espace personnel ?

Ergonomie

- ☐ Avez-vous envisagé de placer les éléments fréquemment utilisés à une hauteur facilement accessible ?
- ☐ Avez-vous prévu de choisir des meubles qui soutiennent une bonne posture et sont faciles à utiliser pour les résidents ?

Ambiance

- ☐ Avez-vous envisagé de créer une ambiance chaleureuse et accueillante à travers l'éclairage, les couleurs, les plantes, etc. ?

Implication des résidents et des soignants

- Avez-vous envisagé de consulter régulièrement les résidents et les soignants pendant le processus de conception ?
- Avez-vous prévu d'impliquer les résidents et les soignants dans la réalisation de certains éléments de la décoration ?

Hygiène et sécurité

- Avez-vous envisagé d'installer des équipements sanitaires faciles à nettoyer ?
- Avez-vous prévu de respecter toutes les réglementations en matière de sécurité incendie et autres réglementations pertinentes ?

Cette checklist est un guide général et peut nécessiter des adaptations en fonction des besoins et des circonstances spécifiques de votre EMS. Assurez-vous de consulter des professionnels lorsque cela est nécessaire.

Cette annexe présente plusieurs exemples de plans d'aménagement pour votre EMS. Ces plans doivent être considérés comme des points de départ ; vous pouvez les adapter et les modifier en fonction des besoins et des préférences de vos résidents et de l'espace dont vous disposez.

Plan d'aménagement 1 : Espace ouvert

Cet exemple est idéal pour les EMS disposant d'un grand espace ouvert. Il favorise la socialisation entre les résidents et permet de nombreuses activités de groupe. L'espace est divisé en plusieurs zones pour différentes activités, comme le repas, la détente, la lecture et les jeux. Il est important d'assurer une bonne circulation entre les différentes zones tout en garantissant l'intimité de chacune.

Plan d'aménagement 2 : Espaces privés

Si vous disposez d'un espace plus restreint, ou si vous voulez favoriser l'intimité de vos résidents, cet exemple pourrait être utile. Il comporte de nombreux petits espaces privés où les résidents peuvent se retirer pour se détendre ou pour passer du temps seuls ou en petits groupes. Chaque espace privé est conçu pour être confortable et accueillant, avec un mobilier ergonomique et une décoration personnelle.

Plan d'aménagement 3 : Espaces mixtes

Cet exemple combine les deux précédents, avec des espaces ouverts pour les activités de groupe et des espaces privés pour ceux qui préfèrent la solitude. Il est important de veiller à ce que les différentes zones soient bien définies et que les résidents puissent facilement passer de l'une à l'autre.

Note : Les plans d'aménagement doivent toujours tenir compte de l'accessibilité, de la sécurité et du confort des résidents. Il est recommandé de travailler avec un professionnel de l'aménagement d'intérieur ou un ergonome pour s'assurer que ces aspects sont correctement pris en compte.

Les illustrations ou les schémas spécifiques des plans d'aménagement seraient également inclus ici, pour fournir une référence visuelle claire.

Guide 1 : Chemins de table faits à la main

Matériaux :

- Tissu de votre choix
- Fil assorti
- Ciseaux
- Machine à coudre
- Fer à repasser

Instructions :

1. Mesurez la longueur et la largeur de la table pour déterminer la taille de votre chemin de table.
2. Ajoutez 2 pouces à chaque dimension pour les ourlets.
3. Coupez votre tissu en fonction de ces mesures.
4. Faites un ourlet de 1 pouce tout autour du tissu en repliant le bord vers l'intérieur et en le repassant.
5. Utilisez la machine à coudre pour fixer l'ourlet en place.
6. Repassez à nouveau pour que le chemin de table soit bien plat.

Conseils de sécurité :

- Faites attention lors de l'utilisation de la machine à coudre et des ciseaux.
- Assurez-vous que le fer à repasser est débranché et refroidi avant de le ranger.

Matériaux :

- Cadre photo en bois simple
- Peinture acrylique
- Pinceaux
- Photographies

Instructions :

1. Choisissez une couleur de peinture qui complémente votre photo et votre espace.
2. Peignez le cadre avec la peinture acrylique et laissez sécher.
3. Ajoutez une seconde couche de peinture si nécessaire et laissez sécher.
4. Insérez la photo dans le cadre.

Conseils de sécurité :

- Assurez-vous de peindre dans un espace bien ventilé.
- Protégez vos surfaces de travail avec du papier journal ou une bâche pour éviter les dégâts.

Matériaux :

- Vase en verre simple
- Rubans, peintures acryliques, perles, etc.
- Colle à séchage rapide (si nécessaire)

Instructions :

1. Choisissez votre matériel de décoration selon le thème ou les couleurs de votre espace.
2. Si vous utilisez de la peinture, assurez-vous de peindre à l'extérieur du vase pour éviter tout contact avec l'eau.
3. Laissez sécher la peinture complètement avant de l'utiliser.
4. Pour les autres matériaux comme le ruban ou les perles, utilisez une petite quantité de colle pour les fixer sur le vase.
5. Laissez la colle sécher complètement avant d'utiliser le vase.

Conseils de sécurité :

- Travaillez dans un espace bien aéré si vous utilisez de la peinture ou de la colle.
- Assurez-vous que les vases sont stables et placés en sécurité pour éviter qu'ils ne tombent et ne se cassent.

Matériaux :

- Tissu de votre choix
- Rembourrage
- Fil assorti
- Ciseaux
- Machine à coudre

Instructions :

1. Mesurez la largeur et la profondeur de la chaise pour déterminer la taille de votre coussin.
2. Ajoutez 1 pouce à chaque dimension pour les coutures.
3. Coupez deux morceaux de tissu selon ces mesures.
4. Placez les deux morceaux de tissu l'un sur l'autre, endroit contre endroit.
5. Cousez tout autour, à 1/2 pouce du bord, en laissant une ouverture de 4 pouces.
6. Retournez le coussin à l'endroit à travers l'ouverture.
7. Remplissez le coussin de rembourrage.
8. Cousez l'ouverture à la main.

Conseils de sécurité :

- Faites attention lors de l'utilisation de la machine à coudre et des ciseaux.
- Assurez-vous que le rembourrage est bien réparti pour éviter les grumeaux.